Dr CHABANNES (de Vals)

Traitement Hydrominéral des Dyspepsies

1914

Traitement hydrominéral

des

Dyspepsies

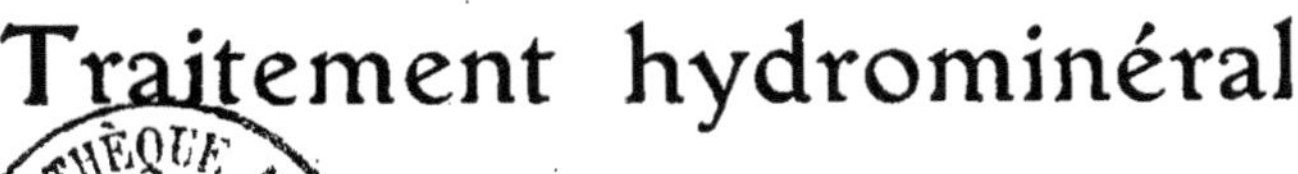

par le Docteur CHABANNES

Ancien interne des hôpitaux de Lyon,
Membre correspondant de la Société des Sciences médicales de Lyon
et de la Société d'hydrologie médicale de Paris,

Médecin-consultant à Vals.

AVANT-PROPOS

LES nouvelles méthodes de diagnostic dont s'est enrichie l'étude des maladies de l'appareil digestif, au cours de ces dernières années, en faisant connaître plus intimement la physiologie de l'estomac, ont permis d'apporter aussi dans la thérapeutique des dyspepsies, sinon des remèdes nouveaux, du moins une compréhension plus rationnelle des médications depuis longtemps employées.

Déjà cependant l'observation clinique avait fourni des notions suffisamment exactes et très fécondes, et à s'en tenir au seul point de vue du traitement proprement dit des affections inorganiques de l'estomac, les progrès réalisés n'ont certainement pas marché de pair avec les facilités nouvelles qu'ont apportées la connaissance très complète du chimisme stomacal, et plus récemment, l'examen radioscopique de plus en plus perfectionné du tube digestif.

Ces diverses méthodes d'examen ont justifié dans leur ensemble les résultats de la vieille observation; elles lui ont donné une base anatomo-physiologique en quelque sorte, et ont ainsi permis et permettront de plus en plus, d'arrêter et de codifier les anciens préceptes de thérapeutique et d'hygiène diététique, depuis longtemps déjà mis en pratique.

Tel est, à mon avis, le seul rôle, considérable du reste, que sont appelées à jouer les méthodes physico-chimiques d'examen de l'estomac, dans le traitement des affections inorganiques de cet organe.

Les cures hydrominérales conserveront donc toute leur importance et toute leur utilité. Je suis même convaincu qu'à la lumière de la radioscopie par exemple, le mécanisme de leur action, de leur action locale tout au moins, étant mieux connu, mieux connues aussi seront leurs indications, et plus souvent encore qu'autrefois, le médecin y aura recours pour soulager et même guérir des états maladifs rebelles à toutes les tentatives thérapeutiques antérieures.

Le grand nombre des stations thermales, ou simplement des eaux minérales expédiées, qui se proclament les spécifiques des maladies de l'estomac, prouve par l'exagération même de ces prétentions, combien solide et répandue dans le grand public, est la notion de leur action bienfaisante dans ces cas.

En ce qui concerne la station de Vals, c'est le malade encore plus que son médecin, qui a créé sa spécialisation. « Tout ce qu'il y a de dyspeptiques « et de gastralgiques entre le Rhône, la Méditer- « ranée et la Garonne, vient se faire réparer ici », a dit de Vals M. E. M. Melchior de Vogüé. (Notes sur le Bas-Vivarais).

La fraîcheur de ses eaux, et consécutivement leur richesse en acide carbonique libre et dissous, leur minéralisation si diverse, en font un instrument thérapeutique puissant dans le traitement de ces états constitutionnels qui ont leur cause, ou parfois au contraire leur aboutissant, dans le fonctionnement défectueux du tube digestif.

J'ai déjà, dans des publications antérieures, appelé l'attention de mes confrères sur l'excellence de nos eaux, et tâché de dissiper certains préjugés, allant jusqu'au parti pris quelquefois, qui les portaient à diminuer la valeur de l'Eau de Vals, et à lui refuser l'estime et la considération à laquelle elle a droit de leur part.

Sans vouloir rechercher toutes les causes de cette situation malheureusement trop réelle, je dois signaler la principale qui est la surcharge de mémoire imposée au médecin par les réclames industrielles et commerciales. Il est inévitable qu'une marchandise trop offerte se déprécie elle-même par ce seul fait.

Il n'est pas impossible de se retrouver cependant dans cette manière de dédale.

Il suffira de se rappeler que toutes les Eaux de Vals sont des eaux bicarbonatées sodiques froides, ne différant entre elles que par les doses de leurs éléments fixes, ou la proportion d'acide carbonique qu'elles contiennent.

Il y a des eaux à minéralisation faible *(de 1 à 3 grammes de bicarbonates alcalins), dont le type est constitué par* Vals-Saint-Jean.

Il y a des eaux à minéralisation forte *(de 3 à 9 grammes de bicarbonates alcalins), avec tous les degrés intermédiaires, dont le type le mieux dosé,*

le plus constant, est constitué par Vals - Précieuse
(6 grammes de bicarbonates alcalins).

Chacun de ces groupes comporte des indications
thérapeutiques, non pas essentiellement différentes,
mais très individualisées cependant, que le médecin
habitué utilise aisément avec grand profit pour le
malade et avec grande satisfaction pour soi-même,
à cause des effets excellents qu'il en obtient dans la
plupart des cas.

C'est le résultat de mes observations déjà vieilles
d'un quart de siècle que je voudrais apporter ici, en
toute sincérité, avec le vif et unique désir de faire
mieux connaître au praticien, aux prises avec les
malades les plus difficiles qui soient le plus souvent,
tout ce qu'il peut attendre des Eaux de Vals, dans
le traitement des dyspepsies stomacales.

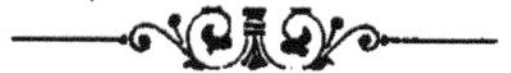

CHAPITRE I

Généralités sur les Dyspepsies

Nous n'avons en vue dans ce chapitre que les *Dyspepsies* dites *essentielles*, ne reposant sur aucune modification anatomique de l'estomac, visible à l'œil nu ou au microscope, et ne pouvant non plus être rattachées à la lésion organique d'un autre organe.

Cette définition élimine donc les dyspepsies dites secondaires dont nous aurons à nous occuper ailleurs.

En délimitant ainsi notre sujet, nous n'avons pas la prétention de faire une classification rigoureusement anatomique ou physiologique, mais simplement de dégager un type clinique très réel et très fréquent, celui de la *Dyspepsie nervo-motrice*, avec ses modalités diverses.

On a pensé bien souvent, se basant sur des expériences ingénieuses et que l'on croyait décisives, avoir pénétré dans le mécanisme intime et dernier de la digestion ; aussi souvent il a fallu reconnaître que ces expériences ne donnaient pas des résultats constants, malgré les efforts faits par la technique la plus minutieuse pour se placer dans des conditions en apparence identiques ; et la méthode expé-

2

rimentale la plus rigoureuse se trouvait toujours en
défaut.

A s'obstiner dans la recherche d'une classification
expérimentale des dyspepsies, on risque de rapprocher les états les plus éloignés, les plus dissemblables.
Si l'on se place à ce point de vue, selon la phrase
très judicieuse du professeur Albert Robin, « rien ne
« paraît plus confus et plus difficile que le diagnostic
« et le traitement des dyspepsies ; elles semblent au
« médecin une sorte d'inextricable chaos, où seuls
« les spécialistes rompus à la pratique sont capables
« de trouver quelques sentiers encore bien indécis ;
« leur connaissance apparaît comme dominée par
« une chimie compliquée dont il faut savoir manœu-
« vrer l'arsenal, lire les formules et interpréter les
« résultats ; et quand on a traversé cette première
« ligne de difficultés, n'est-on pas arrêté par les
« incertitudes et les contradictions des meilleurs
« auteurs, le nombre sinon l'incohérence des classi-
« fications et enfin par la multiplicité d'une théra-
« peutique qui, ne procédant en rien de ces classi-
« fications établies avec tant d'art, finit, devant ses
« insuccès, par sacrifier à la mode du moment ou
« par sombrer tantôt dans l'abstentionisme, tantôt
« dans l'anarchie médicamenteuse ».

De cette erreur fondamentale dans le diagnostic
des dyspepsies, découlent naturellement des erreurs
plus regrettables encore dans leur thérapeutique,
engendrant ces systèmes à base de pharmacie ou de
diététique-régimes, inefficaces, malfaisants parfois,
mais en tous cas, toujours éphémères. C'est ainsi
que s'établit ce scepticisme fâcheux autant que tradi-
tionnel pour les affections inorganiques du tube
digestif, qui va parfois jusqu'à en faire nier l'existence par les meilleurs esprits.

Que si au contraire, on s'abstrait de toutes ces discussions théoriques, et si l'on veut simplement se laisser guider par la clinique, on reconnaîtra, comme le dit encore très justement Albert Robin, que les maladies de l'estomac sont beaucoup plus faciles à diagnostiquer et à traiter qu'on se l'imagine. Il suffit pour cela de s'inspirer de quelques notions générales peu nombreuses et trèsprécises en somme, qui permettent d'établir quelques types cliniques bien définis, comportant des indications thérapeutiques appropriées.

Il n'entre pas dans le plan de ce travail, de faire une étude symptomatique complète des diverses modalités de dyspepsies ; il nous paraît indispensable cependant, en vue précisément de ce qui est notre véritable objet, de fixer quelques-uns des traits cliniques de ces affections qui sont particulièrement intéressants, si l'on se place au point de vue de leur traitement hydrominéral.

C'est ainsi qu'il est conforme à la réalité objective, d'établir dans le groupe des gastropathies sans aucune altération anatomique ou histologique, autrement dit des gastropathies nerveuses, trois grandes catégories, suivant la prédominance de certains symptômes se rattachant surtout aux altérations de la motilité ou de la sensibilité de l'estomac :

Ier GROUPE : *Dyspepsies nervo-motrices simples ;*

2e GROUPE : *Dyspepsies hypersthéniques, hyperfonctionnelles, hyperchlorhydriques ;*

3e GROUPE : *Dyspepsies hyposthéniques, hypochlorhydriques. Insuffisance gastrique.*

Chacun de ces types réclame une utilisation différente des ressources thérapeutiques dont nous disposons, et c'est ce que nous allons nous efforcer d'établir dans les chapitres suivants.

CHAPITRE II

Gastropathies nerveuses,
Dyspepsie nervo-motrice

Il est un certain nombre de *symptômes généraux*
communs aux deux formes hyper et hypopeptiques,
que le médecin quelque peu averti connaît bien, et
dont la constatation a tôt fait de le mettre sur la
voie du diagnostic.

Ces malades mettent dans l'exposition de leurs
sensations, plutôt pénibles que douloureuses, une
imprécision et en quelque sorte un flou tout à fait
pathognomoniques.

Un autre caractère non moins important, c'est ce
que Déjerine et Gauckler ont appelé la « surcharge
symptômatique ». Tous les médecins connaissent
bien ces malades qui, après quelques très courtes
hésitations, développent, en s'aidant parfois de
notes écrites préparées d'avance, une suite interminable de symptômes qu'ils manquent rarement
d'interpréter de façon très personnelle.

Dès ce moment le médecin est fixé, et il ne lui
reste plus, par un interrogatoire succinct, mais
cependant méthodique, et par un examen physique
généralement négatif, qu'à confirmer cette première
impression.

A côté des manifestations dyspeptiques, des
associations morbides fonctionnelles sont fréquem-

ment accusées aussi. Toutes les algies, les angoisses, les troubles cardiaques, respiratoires, céphaliques, urinaires, génitaux, se trouvent réunis pour affoler le malade et lui donner l'impression qu'il est atteint d'une ou plusieurs affections graves.

Il ne faudrait pas croire cependant que l'abondance des renseignements fournis par le sujet lui-même, puisse dispenser le médecin de pratiquer un interrogatoire serré, et souvent difficile.

Dans cette catégorie en effet, nombreux sont les malades à l'esprit très délié, habitués des cabinets de consultation, et qui, bien loin de vouloir faciliter la tâche du médecin, cherchent au contraire à lui tendre des pièges et à l'égarer. Par ces manœuvres, ils essaient de connaître la véritable opinion du médecin consulté sur leur cas, pour la discuter et la rapprocher des opinions antérieures qu'ils ont déjà recueillies.

En usant cependant d'une diplomatique patience, on arrive généralement à être fixé sur l'étiologie directe de toutes ces souffrances, très réelles et pénibles, il ne faut pas l'oublier. On trouvera alors à l'origine, tous les à-coups d'ordre moral, matériel ou affectif dont l'action pathogénique est souvent proportionnée, beaucoup plus à la susceptibilité nerveuse du sujet, qu'à l'importance même de la cause ; on constatera aussi l'extrême variabilité des symptômes gastriques, sous l'influence des causes morales, de la couleur du ciel, de la pression barométrique, de la direction des vents, etc.

Tels sont les traits communs à un grand nombre de dyspeptiques nerveux. Souvent même, les *troubles digestifs* proprement dits arrivent à un rang secondaire, dans la hiérarchie des symptômes dont ils se plaignent.

Ralentissement passager de la motilité gastrique,
caractérisé par de la pesanteur et des flatulences ;
régurgitations, pyrosis plus ou moins pénibles, mais
toujours de courte durée et intermittents ; parfois
sialorrhée gênante, bizarreries de l'appétit et du
goût... Mais ce qui caractérise bien cet état et l'indi-
vidualise vraiment, c'est la rareté de la douleur
proprement dite, de cette sensation névralgique,
bien connue de tant de gens sous le nom de « crampe
d'estomac ».

En résumé, il s'agit surtout de sensations pénibles,
à siège gastrique, riches en répercussions réflexes
sur tous les systèmes organiques ; à un tel état convient bien le nom de *Dyspepsie nerveuse* ou *nervo-
motrice* que lui donnent les auteurs.

Dans ces états si fréquents, il est impossible de
fixer un type dominant de chimisme gastrique ; l'examen physique de l'estomac ne permet de constater
non plus aucune modification appréciable de ses
dimensions, et le traitement est généralement
simple et suivi rapidement de succès.

Traitement. — C'est dans ces cas que le dépayse-
ment du patient, l'abandon de ses affaires et préoccu-
pations, les distractions que comporte généralement
le séjour dans une ville d'eaux, ont une action très
importante sur la cure.

L'hydrothérapie tiède ou froide suivant les cas, les
bains, modifieront avantageusement les réactions
réflexes diverses et pénibles qui compliquent la
dyspepsie nerveuse. Mais la cure ne sera complète,
et surtout ses résultats ne seront durables que si, à
ces agents généraux, vient s'ajouter l'action du
remède, agissant sur la fonction digestive elle-même :
de l'eau minérale.

Pour si fugaces qu'elles soient en effet, les altérations de la motilité et de la sensibilité de l'estomac n'en existent pas moins dans la dyspepsie nervo-motrice simple ; et si les troubles qui en résultent ont une courte durée, ils se répètent presque quotidiennement pendant de longues périodes de temps, et le malade en est aussi incommodé que s'il s'agissait de troubles plus graves.

Le fonds constitutionnel de ces malades est le neuro-arthritisme, et il faut également se préoccuper de combattre cette diathèse.

Or, l'instrument thérapeutique que constitue la gamme des eaux alcalines de Vals, permet par sa souplesse, d'adapter le traitement à chaque cas clinique pour ainsi dire ; et si l'on songe à l'hypersensibilité de ces malades, à la bizarrerie de leur estomac, on reconnaîtra aisément quelle supériorité cette faculté confère à Vals, par rapport aux autres Stations similaires.

Les eaux faibles du type Vals-Saint-Jean, généralement aidées par les eaux plus fortes du type Vals-Précieuse, prudemment et méthodiquement maniées, en tenant compte des résultats des premiers jours, amènent presque toujours la disparition des troubles digestifs d'ordre sensitivo-moteur. Mais ce serait une erreur d'arrêter le traitement, aussitôt ce résultat obtenu. Il faut insister, pour deux raisons :

D'abord, ces prises d'une eau alcaline et chargée d'acide carbonique agissent localement sur la muqueuse et conséquemment sur la musculaire de l'estomac ; elles en augmentent la tonicité et facilitent l'évacuation du contenu. Il faut, pour que cette action se prolonge et dure au-delà des limites de la cure, qu'elle soit répétée plusieurs fois par jour et pendant un nombre suffisant de jours.

En second lieu enfin, la cure s'adresse aussi à la nutrition générale du malade, à sa diathèse uricémique, et là, il est encore moins facile de modifier l'organisme en un nombre trop restreint de jours. Les modifications constitutionnelles qui s'opèrent, sont en effet jusqu'à un certain point latentes, ne se manifestent que par des signes peu sensibles, dont l'ensemble seulement devient très appréciable, encore plus après que pendant la cure.

Existe-t-il une durée théorique de la cure de Vals ?

Non certainement ; mais à part quelques rares cas d'intolérance, où elle doit être arrêtée prématurément, la cure de vingt jours est un minimum qui a été fixé par l'observation empirique de ce qui se passe le plus souvent : tous les médecins hydrologues connaissent bien ces phénomènes de saturation et d'intolérance qui font leur apparition vers les derniers jours du troisième septénaire, et commandent automatiquement, pour ainsi dire, la cessation de la cure.

CHAPITRE III

Dyspepsie hypersthénique
Hyperchlorhydrie

Si l'on s'en rapportait aux seules données du chimisme stomacal pour fixer les limites de ce genre de dyspepsies, le cadre serait trop vaste, et il contiendrait des états fort dissemblables.

Tout dyspeptique en effet a été, est ou sera hyperchlorhydrique à certains moments, ou du moins il en présentera tous les signes.

Ce qui fait l'objet du présent chapitre est cette affection, très caractérisée au point de vue clinique, sinon au point de vue pathogénique, consistant essentiellement en *un accès plus ou moins douloureux, survenant chez le malade, deux ou trois heures après le repas, et calmé lui-même par l'ingestion d'un aliment, d'un nouveau repas, ou d'un sel alcalin (bicarbonate de soude, principalement).*

Le plus souvent il s'agit d'une névrose sécrétoire, où le terrain nerveux se retrouve avec son influence prédominante et les difficultés thérapeutiques qu'il engendre (Bouveret, A. Robin, A. Mathieu, Debove). Sauf au moment des paroxysmes, la palpation de l'estomac n'est pas douloureuse. Dans les formes moyennes, ses dimensions ne sont pas augmentées de façon permanente, et les autres symptômes fonctionnels digestifs, à part la douleur périodique caractéristique, ne diffèrent pas sensiblement de ceux de la dyspepsie nerveuse simple.

C'est surtout au sujet du diagnostic de l'hyperchlorhydrie que se pose la question des *rapports des dyspepsies avec les affections du foie*.

Un malade vous décrit son état. Il souffre plus ou moins vite après qu'il a mangé ; la douleur s'éteint toute seule, après avoir duré plus ou moins longtemps ; il a des régurgitations brûlantes, et le bicarbonate de soude n'a, sur cet ensemble de symptômes, qu'une action très inconstante et très infidèle ; efficace au début pendant un certain temps, ne tardant pas à s'épuiser entièrement. Les réactions réflexes douloureuses ne diffèrent pas beaucoup de celles dont souffrent parfois les dyspeptiques.

Est-ce l'estomac, est-ce le foie qu'il faut alors incriminer ?

A l'examen physique, on détermine de la douleur assez vive au creux épigastrique et sur la droite, au niveau de la vésicule biliaire ; mais il est tellement difficile de situer de façon fixe et précise les diverses parties de l'estomac, que de cette constatation ne peut résulter aucune certitude.

Et la question reste posée pendant souvent de nombreuses années, jusqu'à ce qu'une crise de coliques hépatiques, à symptomatologie très caractérisée, vienne enfin la résoudre.

Pour nous, quand les symptômes douloureux de l'hyperchlorhydrie se montrent chez un sujet qui ne présente aucun stigmate de nervosisme ; quand la douleur n'est pas modifiée par les alcalins et surtout le bicarbonate de soude, et que les paroxysmes et les accalmies paraissent être tout à fait indépendants des à-coups moraux ou émotifs, nous admettons de préférence qu'il s'agit de douleurs de cholécystite, plutôt que d'hyperchlorhydrie gastrique.

A côté de ces cas de pseudo-hyperchlorhydrie, viennent se ranger un grand nombre d'autres, où, après une durée plus ou moins longue, l'affection gastrique (en vertu d'une solidarité fonctionnelle que l'expérimentation physiologique a très nettement établie) a fini par retentir sur le foie, et par prendre un aspect plus hépatique que stomacal.

Les faits d'ictère dyspeptique sont bien connus ; mais il en est d'autres qui ne sont pas dus à une intoxication d'origine gastro-intestinale, mais bien (le Pr Robin se range à cette théorie) à l'hyperacidité du contenu stomacal, provoquant à son arrivée dans le duodénum une hypersécrétion biliaire, d'où hypertrophie fonctionnelle du foie et catarrhe consécutif du cholédoque.

J'arrête là ces considérations qu'il suffit d'indiquer dans un travail comme celui-ci. Il était cependant nécessaire de ne pas les passer sous silence, car elles se rattachent de très près au *traitement hydrominéral*, en expliquent l'action et en indiquent l'emploi.

L'action du bicarbonate de soude sur la dyspepsie acide est trop certaine, pour qu'il soit besoin de justifier autrement la préférence qu'il faut attribuer aux eaux bicarbonatées sodiques, dans le traitement de cette affection.

A Vals, en présence d'une hyperchlorhydrie nerveuse, avant d'arriver au traitement causal, nous procédons à un véritable pansement de l'estomac, au moyen de doses fractionnées et bues très lentement d'une eau à minéralisation faible ou moyenne (Vals-St-Jean ou Vals-Souveraine) ; et le plus vite possible, aussi vite en tous cas que le permet l'état de la sensibilité stomacale, nous ordonnons Vals-

Précieuse (6 gr. de bicarbonates alcalins), dont il est bon de surveiller l'emploi.

L'usage de la Précieuse nous a paru souvent exercer une action vraiment remarquable, dans certains cas d'hyperchlorhydrie, caractérisés par le syndrôme suivant : vers 3 ou 4 heures du matin généralement, parfois dans la journée, vers 2 ou 3 heures de l'après-midi, surviennent 3 ou 4 selles liquides, bilieuses, accompagnées de tranchées plus ou moins douloureuses.

Ces malades présentent en même temps les signes cliniques de l'hyperchlorhydrie, et il ne nous semble pas douteux que leur diarrhée soit due à l'hypersécrétion biliaire provoquée par le passage du chyme dans le duodénum.

L'action de Vals-Précieuse dans ces cas, est donc complexe, s'exerçant sur l'estomac et sur le foie : sur l'estomac, en neutralisant le milieu hyperacide, en modérant à la longue la sécrétion chlorhydrique et en accélérant l'évacuation du contenu ; sur le foie, en modifiant surtout le catarrhe des voies biliaires et en redressant le fonctionnement général de l'organe. Mais quel que soit le mécanisme pathogénique de cette action, elle est très efficace ; nous avons chaque année à soigner de ces malades qui, vers le quinzième jour de la cure, commencent déjà à voir s'atténuer leur diarrhée, toujours rebelle jusque là, et qu'ils avaient vainement combattue par les médicaments ordinaires : bismuth, opium, antiseptiques intestinaux divers, régimes plus ou moins appropriés..., etc.

CHAPITRE IV

Dyspepsie hyposthénique
Insuffisance gastrique

Cet état est beaucoup moins caractérisé que l'hypersthénie. Les signes en sont beaucoup moins nets et moins constants.

Tant que la motilité stomacale persiste suffisante, que l'évacuation du contenu se fait suffisamment vite, les *symptômes fonctionnels* peuvent être à peu près nuls. Dans ce genre de gastropathie, la douleur est fonction de l'insuffisance de la tonicité musculaire de l'estomac. C'est le plus ou moins de résistance du muscle gastrique qui conditionne les symptômes douloureux ou simplement pénibles de cette forme de dyspepsie.

La douleur n'a pas du tout le caractère aigu de l'hyperchlorhydrie. Elle survient presque immédiatement après le repas, au lieu de 2 heures après, sous forme de pesanteur, non de brûlure ou de crampe. L'estomac est gonflé ; le malade éprouve le besoin de desserrer son pantalon ou son corset, d'émettre des gaz, et il se trouve soulagé ensuite. Des phénomènes congestifs du côté de la face, des palpitations, une sorte de dyspnée, accompagnent et compliquent cette période laborieuse de la digestion. Puis au bout de quelques heures, une détente se produit, un sentiment d'allègement et de bien-être fait place à l'état si pénible que nous venons de décrire ; le dyspeptique ainsi délivré sort de sa torpeur ; ses fonctions intellectuelles, inhibées en quelque sorte, reprennent leur activité ; les idées sombres qui l'assaillaient se dissipent, et il se rend compte alors que s'il n'avait pas la corvée nécessaire du travail digestif à subir, il jouirait d'une santé parfaite.

L'*examen physique* de l'estomac ne révèle rien d'anormal en dehors de la période de la digestion ; on peut alors constater du ballonnement, souvent visible à l'œil nu, du tympanisme, voire même du clapotement, mais sans dilatation, sans abaissement appréciable de la grande courbure ; il s'agit plutôt d'un refoulement du diaphragme par les gaz de fermentation, et c'est en haut, sous les fausses côtes, qu'il faut chercher la sonorité tympanique en résultant.

Les troubles généraux de la nutrition, même dans ces cas, sont parfois importants, et se traduisent par un amaigrissement de plusieurs kilogs, avec asthénie générale, déminéralisation.

Traitement. — Les eaux faibles du type Vals-Saint-Jean, en raison surtout de leur acide carbonique libre, prises à doses fractionnées et méthodiquement administrées, calment l'éréthisme stomacal ; par leur fraîcheur et leur goût acidulé, elles amènent des contractions de l'estomac, provoquent des éructations bienfaisantes.

La cure ne s'achève pas en général, sans que nous ne demandions aux eaux plus fortement minéralisées (Vals-Souveraine et Vals-Précieuse) de consolider et de prolonger ces résultats.

De tels estomacs, après le départ de Vals, restent

plus complaisants ; je ne connais pas de plus chauds
amis des eaux de Vals, que ces dyspeptiques qui
peuvent dorénavant considérer sans appréhension
le repas à prendre, y penser au contraire avec le
plaisir que donne la perspective de la satisfaction
de la faim et du goût.

Tels sont les trois types auxquels peuvent se rap-
porter, croyons-nous, les gastropathies nerveuses,
sans altérations anatomiques ou histologiques durables.

1° Dyspepsie nervo-motrice simple ;

2° Dyspepsie hypersthénique, hyperchlorhydrie ;

3° Dyspepsie hyposthénique, insuffisance gastrique.

Avant d'envisager les dyspepsies s'accompagnant
d'altérations organiques et les dyspepsies secondaires, nous voulons aborder une question qui se
rattache de très près à notre sujet, celle du traitement diététique des gastropathies nerveuses, qu'il
s'agisse de l'un ou de l'autre des trois types que
nous venons d'étudier.

CHAPITRE V

Du régime diététique dans

les Dyspepsies nerveuses

La question des régimes dans les Villes d'eaux, principalement dans celles à spécialisation digestive, préoccupe très légitimemeut le médecin hydrologue, et il est certain que trop souvent la curé est contrariée par une nourriture irrationnelle et même malfaisante. Sous prétexte, par exemple, que les eaux font tout digérer, bon nombre de dyspeptiques qui, chez eux, étaient au régime des purées et des œufs à la coque, se mettent du jour au lendemain à tenir tête à un menu d'hôtel copieux et succulent. Or, malgré l'action puissante des eaux, il arrive, après quelques jours de ces écarts, que l'estomac demande grâce et qu'il faut revenir à une plus grande sobriété et à une certaine diète, alors qu'avec plus de modération, le résultat inverse se serait produit.

Ces réserves faites, comment faut-il régler la question du régime des dyspeptiques nerveux ?

De la façon la plus large, répondrons-nous, en se bornant à des conseils d'ordre général, et en limitant autant que possible les prohibitions alimentaires spéciales. On n'oubliera pas surtout que le facteur personnel joue un rôle prépondérant dans la fixation de la digestibilité des aliments, et il faudra, avant d'établir l'ordonnance, tenir grand compte des renseignements que le malade fournira sur ce point.

Bien souvent, le plus souvent peut-on dire, cette catégorie de dyspeptiques aggravent leurs souffrances en s'imposant un régime insuffisant en quantité, et beaucoup trop strict et uniforme. Leurs troubles digestifs n'en sont nullement améliorés, au contraire, et à eux viennent s'ajouter les inconvénients graves, d'ordre nerveux et psychique, que développe de façon certaine une hypoalimentation systématiquement prolongée.

Voici une page de Dubois (de Berne), qui précise de si parfaite façon notre pensée, que nous tenons à la citer tout entière : « La médecine, après
« s'être égarée dans les voies d'une absurde poly-
« pharmacie, a cru s'assagir en revenant aux
« moyens physiques (balnéothérapie, régimes ali-
« mentaires, mesures d'hygiène). Malheureusement,
« dans son désir évident de bien faire, elle n'a pas
« su garder le doute philosophique, elle a trop vite
« conclu de quelques expériences, de vues théori-
« ques basées sur une connaissance nécessairement
« incomplète du chimisme organique. Erigeant en
« dogmes des vérités de détail, généralisant trop
« tôt, elle a créé un corps de doctrines qui paraît
« imposant comme la façade d'un bel édifice. Mais
« entrez, faites manœuvrer tous ces appareils qui
« doivent vous apporter la santé et vous verrez
« comme tout cela joue mal. Bien plus, ces expé-
« riences, annoncées souvent au public à son de
« trompe, ont développé chez lui cette préoccupation
« continuelle de santé qui est la plaie des généra-
« tions actuelles. Les prescriptions de régimes ali-
« mentaires ont surtout développé cette tendance et
« l'on pourrait dire que, pour un malade que gué-
« rissent ces praticiens fanatiques du régime, il y
« en a cent qu'ils mènent tout droit à la petite hypo-
« chondrie, peut-être même à la grande qui n'en est
« que le développement. S'il est utile de faire
« des prescriptions de régime à des malades atteints

« de véritables maladies de l'estomac ou de l'intes-
« tin, c'est un abus de faire mener une vie de valétu-
« dinaire à tous ces nerveux impressionnables dont
« les troubles gastro-intestinaux ne sont que les
« contre-coups de leur inactivité. Suggestibles à
« l'excès, ces malheureux supportent avec une
« patience angélique, pendant des années, les res-
« trictions les plus sévères de l'alimentation. Il y en
« a qui s'habituent si bien à ce rôle d'éternels ma-
« lades, qu'ils ne semblent plus avoir le désir de la
« guérison ».

Il faut reconnaître du reste que la tâche du médecin ordinaire n'est pas aisée avec les dyspeptiques
nerveux. Ce sont le plus souvent des pusillanimes,
redoutant de façon exagérée la souffrance, enclins à
faire porter la responsabilité des hauts et des bas si
fréquents dans leur état, aux prescriptions de leur
médecin, de telle sorte que celui-ci, par appréhension souvent de désagréments professionnels, con-
sent à souscrire aux indications qui lui sont dictées
en quelque sorte par le malade lui-même.

Dans une Station hydro-minérale, les conditions
sont bien différentes : le changement de milieu et le
repos moral à eux seuls prédisposent favorablement
le malade, et l'action eupeptique des eaux ne tardant
pas à se produire, il s'aperçoit que sa digestion se
fait plus aisément qu'il n'aurait osé le supposer, il
reprend ainsi la confiance qu'il avait perdue, et
revient à s'alimenter de façon normale.

Cette confiance en son estomac, que l'expérience
d'une vingtaine de jours de cure lui a donnée, se
continuera après son retour, et ce ne sera pas là le
moindre service que lui aura rendu son séjour dans
la Station.

CHAPITRE VI

Gastrites chroniques

Les dyspepsies nerveuses, avec leurs modalités diverses, comprennent au moins les trois quarts des cas des maladies d'estomac. Elles sont caractérisées par des troubles fonctionnels, ou trop légers, ou trop intermittents, pour laisser sur l'organc une trace durable et profonde.

Le terme de *gastrite* implique au contraire une *lésion anatomique*, celle qu'on retrouve dans toute inflammation d'un organe : lésions des cellules sécrétoires, amenant, dans une première phase, une hypersécrétion chlorhydropeptique ou muqueuse ; plus tard, lésions de la sous-muqueuse, avec prolifération exagérée du tissu conjonctif, pouvant aller jusqu'à l'étouffement des éléments glandulaires et l'apepsie. La tunique musculaire ne reste pas intacte dans ce processus ; sa tonicité s'affaiblit progressivement pour aboutir à la dilatation permanente. Je dois dire ici tout de suite que cette phase de défaillance musculaire de la gastrite est de beaucoup la plus importante. Tant que le muscle résiste, les troubles fonctionnels sont peu sensibles et ne diffèrent de ceux de la dyspepsie nerveuse que par une intensité un peu plus grande. Quand il a définitivement lâché, des symptômes graves s'installent, avec altération profonde de la nutrition générale, due en partie aux résorptions toxiques qui se produisent au niveau de l'estomac.

En dehors de ces cas bien définis, constituant un syndrôme bien caractérisé, les signes de la gastrite ne se différencient pas beaucoup de ceux des dyspepsies nerveuses, avons-nous dit.

Il y a cependant des raisons étiologiques ou cliniques qui pourront plus particulièrement faire présumer qu'il existe un degré notable de gastrite chronique, et faire soupçonner même le degré plus ou moins marqué d'hypergénèse ou d'atrophie de l'appareil de sécrétion.

Les *renseignements étiologiques* ont une importance de premier ordre.

Les causes que l'on retrouve neuf fois sur dix dans la gastrite chronique sont d'abord : l'abus des alcools sous toutes leurs formes, l'habitude de la bonne chère. Dans la classe pauvre, le même résultat est produit par la grossiéreté des aliments et la mauvaise qualité des boissons. Notre clientèle des départements du Midi, où le commerce des vins est si important, fournit un très fort contingent de gastrités, et nous avons eu souvent à constater combien les dégustateurs étaient sujets à cette affection. Le dégustateur cependant est assez généralement sobre ; en dehors des nécessités professionnelles, il ne commet pas d'excès de boissons ou de table, et c'est bien l'acte lui-même si fréquemment répété de la dégustation qui est en cause.

L'abus du café ou du thé, surtout quand ces boissons sont prises à jeûn, l'usage excessif du tabac, de la cigarette avec déglutition de la fumée, sont des facteurs importants de la gastrite.

Il n'est pas rare de rencontrer aussi des gastrites médicamenteuses, si je puis m'exprimer ainsi, qui reconnaissent pour cause les remèdes en nombre infini, les vins toniques et les purgatifs principalement, qui constituent trop fréquemment la thérapeutique des gastropathes.

La plupart des maladies infectieuses ont un retentissement fâcheux sur l'estomac dont elles affaiblissent la puissance digestive. Tout le monde sait que, dans la convalescence de certaines pyrexies, de la fièvre typhoïde, par exemple, l'alimentation exige beaucoup de précautions.

Signalons enfin l'opinion défendue par M. Coutaret, de Roanne, dans son ouvrage : *Dyspepsie et catarrhe gastrique*. Pour cet auteur, la gastrite ou catarrhe muqueux serait toujours sous la dépendance de la diathèse rhumatoïdale (rhumatisme vague).

Les symptômes. — Le début est ordinairement lent et insidieux. Avant de s'établir définitivement, les signes de gastrite sont fréquemment précédés d'indigestions passagères, mais souvent répétées, parfois de véritables embarras gastriques fébriles survenant au moindre écart de régime, à la moindre fatigue ; l'appétit capricieux tend à diminuer ; les buveurs atteints de catarrhe invétéré finissent par ne plus manger et continuent à boire de plus en plus. La soif augmente, le goût est plus ou moins altéré, l'haleine a souvent une odeur forte, désagréable, fétide même. La langue est recouverte d'un enduit épais, blanchâtre, qui ne disparaît jamais entièrement.

La période digestive est interminable, souvent elle n'a pas entièrement cessé quand arrive l'heure du repas suivant.

Le vomissement matinal, la vulgaire pituite, est fréquente et caractéristique, surtout dans la gastrite des buveurs. Ce vomissement ne soulage pas comme celui de la dyspepsie nerveuse, et dans la matinée, même à jeûn, le patient est fatigué par un état nauséeux pénible et persistant.

Pendant longtemps, l'état général et la nutrition peuvent rester satisfaisants, probablement aussi longtemps que la motilité de l'estomac demeure indemne, que les fermentations sont modérées et que l'intestin supplée à l'estomac malade. Le patient conserve ses forces, de l'embonpoint, un visage coloré ; mais tôt ou tard, l'amaigrissement, l'irritabilité nerveuse, la fatigue musculaire précoce, font leur apparition. Il s'agit d'une inanition à développement lent et progressif qui apparaît plus tôt et devient plus rapidement grave chez certains malades qui, fatigués des malaises de chaque période digestive, réduisent leur alimentation de bonne heure de façon excessive, sans tenir assez compte des besoins de l'organisme.

C'est bien dans le groupe des gastrites chroniques qu'il convient de placer la *Stase avec hypersécrétion continue*, ou *Dilatation permanente*, ou *Syndrôme de Reichmann*. Cette hypersécrétion est surtout composée de mucus, et elle indique une diminution de la sécrétion chlorhydro-peptique. Le liquide gastrique retiré le matin à jeûn contient une très faible proportion d'acide chlorhydrique, et en revanche, des acides organiques et de nombreux débris alimentaires.

A l'examen physique, on constate les signes de la dilatation permanente : clapotage le matin à jeûn, bruits hydro-aériques provoqués par la succussion, endolorissement plus ou moins marqué de toute la face antérieure de l'estomac. A l'examen radioscopique, l'estomac paraît abaissé plus ou moins au-dessous de la ligne bi-iliaque, et l'évacuation du repas bismuthé est beaucoup plus lente que d'ordinaire.

Traitement. — L'indication fondamentale du traitement est de faire cesser la sécrétion exagérée du mucus, d'augmenter celle du suc gastrique, de fortifier la tonicité et la contractilité des tuniques musculaires, car le ralentissement de la motilité aggrave toujours les symptômes et les lésions du catarrhe chronique ; il faut aussi combattre les fermentations anormales de l'estomac, améliorer la nutrition et faire cesser les symptômes les plus pénibles.

Le traitement est donc complexe, et le médecin doit faire porter ses prescriptions sur la diététique, l'hygiène, les agents physiques et enfin les médicaments.

Il faut régler le nombre des repas : trois nous semblent préférables à un plus grand nombre, parcequ'il est important de laisser à l'estomac un temps de repos suffisant entre chacun ; mettre le malade dans les conditions de repos les plus favorables ; il faudra pour cela tenir grand compte de ses occupations professionnelles, de son état social, etc... Les médicaments trouveront aussi leurs indications particulières : amers, stomachiques, acide chlorhydrique, ferments divers, rendront des services, à condition d'en varier l'usage et d'en éviter l'abus. Il faudra aussi surveiller l'état des fonctions intestinales, toujours plus ou moins altérées.

Nous avons surtout à nous occuper ici du *traitement hydro-minéral* et à envisager comment il peut remplir les grandes indications thérapeutiques des gastrites chroniques.

Dans les cas moyens, ceux ou l'appareil musculaire déjà affaibli conserve cependant encore une certaine tonicité, *la cure d'eau minérale* représente, à n'en pas douter, l'agent thérapeutique qui répond le mieux à toutes ces indications ; son action excitomotrice et excito-sécrétoire, expérimentalement établie, est chaque jour démontrée par l'observation clinique.

C'est surtout avec le bicarbonate de soude et l'acide carbonique que ces expériences ont été faites depuis bien des années déjà (Jaworski, Linossier et Lemoine, etc.....) et plus récemment l'examen radiologique est venu leur donner une nouvelle confirmation.

« Binet et Lebon ont fait prendre le repas

« d'Ewald ordinaire à un certain nombre de sujets
« à jeûn depuis 14 heures au moins. Dans les 250
« centimètres cubes d'eau de ce repas, ils mettaient
« en suspension 50 grammes de carbonate de bis-
« muth. A quelques jours de distance, on redon-
« nait le repas d'Ewald également bismuthé, *mais*
« *on le faisait précéder une demi-heure avant, de*
« *l'ingestion de 2 gr. 50, 5 grammes ou 10 grammes*
« *de bicarbonate de soude, en solution dans 10 gram-*
« *mes d'eau ; d'autres fois, on substituait au repas*
« *d'Ewald un simple lait de bismuth contenant du*
« *bicarbonate de soude.*

« Pour permettre d'apprécier exactement le degré
« de l'évacuation gastrique, les auteurs ont toujours
« eu soin de mesurer, sur les clichés, la distance
« qui séparait la partie la plus déclive du bas-fond
« stomacal, d'une ligne horizontale rejoignant la
« partie la plus élevée des deux crêtes iliaques.

« Le premier résultat qui ressort avec évidence
« de ces recherches, est celui de l'influence favo-
« rable exercée par le bicarbonate de soude sur
« l'évacuation gastrique. Dans 75 °/₀ des cas, l'éva-
« cuation des repas d'Ewald, précédés ou addi-
« tionnés d'une solution bicarbonatée, a été sensi-
« blement plus rapide que celle de repas simples.

« Les effets excito-moteurs du bicarbonate de
« soude peuvent être attribués, en partie au moins,
« à l'acide carbonique naissant qu'il dégage au
« contact de l'acide de l'estomac. Dans les quelques
« cas en effet, où l'on a pu, sans modifier le taux
« de l'acidité du milieu gastrique, introduire l'acide
« carbonique sous cette forme, cette introduction
« suffisait nettement à elle seule pour produire un
« passage pylorique plus abondant.

« *L'examen radiologique a donc permis d'établir*
« *ce point important, au point de vue pratique, que*
« *le bicarbonate de soude agit comme un excitant*
« *puissant de la musculature gastrique et contribue*

« *efficacement à l'évacuation de l'estomac* ». [J. Castaigne et Auburtin. — *Les maladies de l'estomac et de l'œsophage.*]

Ces expériences précisent bien les indications spéciales des eaux minérales bicarbonatées sodiques gazeuses ; et s'il est vrai de dire que l'eau pure est déjà un remède pour l'estomac malade, surtout pour l'estomac des buveurs et des gros mangeurs, il s'en faut cependant qu'elle suffise, comme le prétendent certains humoristes sceptiques, à remplacer les eaux de Vichy ou de Vals.

Les eaux de Vals, à minéralisation moyenne et forte (Vals-Souveraine et Vals-Précieuse), prises en assez grandes quantités dans la journée, mais à doses fractionnées et lentement absorbées, sont surtout indiquées dans ces cas. En plus de leur action excitante, elles opèrent une véritable lessive de l'estomac, en favorisant l'élimination des mucosités qui recouvrent la muqueuse et font obstacle à l'imprégnation des aliments par le suc gastrique.

Dans les cas de dilatation permanente avec gastro-succorrhée, il est utile de faire précéder la cure de boisson par le lavage quotidien de l'estomac. Les eaux à minéralisation très forte, sources Alexandre et Constantine, renfermant 9 grammes de bicarbonates alcalins par litre, et fortement chargées en acide carbonique, conviennent parfaitement pour cette opération.

⟶ ❦ ⟵

CHAPITRE VII

Dilatation de l'Estomac

Faut-il accorder une individualité clinique distincte à la dilatation de l'estomac, ou bien la considérer comme un symptôme dont la physionomie et la thérapeutique varieront suivant ses causes et sa pathogénie ?

Sous l'influence de la doctrine des auto-intoxications et de son savant protagoniste, le professeur Bouchard, la dilatation de l'estomac a occupé dans la pathologie gastrique, il y a quelques années, une place très en vue. Faisant presque entièrement abstraction de la notion étiologique, on considérait alors surtout les résultats de la stagnation alimentaire et des fermentations consécutives, sur la nutrition générale.

Ce point de vue, certes, n'a rien perdu de son intérêt et de son importance ; cependant en s'y plaçant trop exclusivement, la thérapeutique s'est, à mon avis, égarée et retardée pour ainsi dire. *Le traitement* de la dilatation s'est longtemps résumé et se résume encore pour bien des médecins, en trois points : neutralisation chimique des fermentations anormales, régime sec, prohibition des boissons gazeuses.

Or, les résultats pratiques de ces règles thérapeutiques ne paraissent pas répondre aux principes

qui les inspirent, parce que ces derniers, pensons-
nous, sont trop exclusivement d'ordre physico-
chimique.

La dilatation gastrique est due au relâchement
progressif de la musculature de l'estomac ; hors le
cas d'obstacle pylorique dont nous n'avons pas à
nous occuper ici, elle reconnaît pour cause à peu
près unique l'inflammation chronique de la muqueuse
et son hypersécrétion, et c'est à combattre ces deux
facteurs qu'il faut s'employer. Voilà pourquoi la
cure hydro-minérale peut encore retenir très justement l'ectasie gastrique, parmi les affections où elle
donne les meilleurs résultats.

Nous avons eu à traiter une douzaine de cas
d'hypersécrétion permanente, avec gastro-succorrhée, réalisant dans son ensemble le Syndrôme de
Reichmann. Nous comptons, certes, des insuccès,
et il n'y a rien de surprenant à ce résultat négatif,
si l'on se rapporte aux statistiques de Soupault et
Albert Mathieu, établissant la grande fréquence de
l'ulcère juxta-pylorique dans ces cas.

Cependant chez huit malades, nous avons obtenu
des résultats très heureux. Là encore, nos eaux fraî-
ches, bicarbonatées et gazeuses, méthodiquement
dosées dans leur quantité et choisies dans leur minéralisation, réveillent la tonicité gastrique défaillante,
prolongent leur action bien au delà des limites ordinaires de la cure, et après quelques répétitions de
cette dernière, amènent véritablement la guérison.

CHAPITRE VIII

La Gastroptose

Nous avons tenu à distraire cette affection du groupe des Dilatations d'estomac. Elle constitue un cas particulier de la ptose abdominale, qui peut atteindre et disloquer l'intestin, le rein, le foie, la matrice.

La ptose, par les tiraillements qu'elle imprime au plexus, amène le plus souvent une perturbation nerveuse d'abord locale, puis par réflexe, générale. Nouvelle preuve du rôle du système nerveux dans la production des dyspepsies. Et l'on peut même affirmer que si, par suite de certaines circonstances, telles que la résistance nerveuse parfaite du ptosique, il n'y a point d'état névropathique concomitant, il n'y aura pas non plus de dyspepsie.

Il n'est pas rare de voir des femmes ayant une ptose généralisée admirablement supportée, et n'entraînant aucun trouble digestif. La ptose seule ne suffit donc pas à créer la dyspepsie ; il lui faut le concours du nervosisme.

Les troubles fonctionnels ne sont pas très caractéristiques. Cependant on constate l'influence bienfaisante et nécessaire du repos sur la digestion ; la dyspepsie s'aggrave à mesure que la journée s'avance ; une sensation persistante de faiblesse générale avec tendance au sommeil, plus accusée encore que dans les dyspepsies sans ptose, existe dans la plupart des cas, d'autant plus accusée que la ptose est plus prononcée, et enfin le plus souvent, accompagnant les troubles dyspeptiques proprement dits, une constipation rebelle, avec le cortège des troubles de l'entérite muco-membraneuse.

Les signes physiques (l'inspection du malade, couché, assis ou debout, la palpation, l'épreuve positive de la sangle de Glénard, l'existence de la douleur signal de Leven, avec des points douloureux variés, mais constants) complètent le diagnostic. Le *traitement* doit avant tout se proposer de soutenir les organes ptosés (sangle de Glénard, ceinture d'Enriquez...) et de modifier l'état névropathique général par l'hydrothérapie externe.

Contre les troubles dyspeptiques proprement dits, la cure par les eaux minérales réussira d'autant mieux qu'elle sera faite dans le repos horizontal. Une heure et demie au moins après le premier déjeûner et à intervalles de trois quarts d'heure, absorber chaque fois 80 ou 100 gr. de Précieuse; l'après-midi, entre 3 heures et 5 heures, toujours au lit ou sur la chaise longue, mêmes doses d'une source à minéralisation faible ou moyenne (Vals-Saint-Jean ou Vals-Souveraine).

En prenant ces précautions, le malade n'éprouvera aucun inconvénient; « les eaux ne lui pèseront pas », bien au contraire; sa digestion se fera plus rapidement, avec moins de peine, et son état général et psychique s'améliorera parallèlement.

CHAPITRE IX

Dyspepsie des anémiques

La chloro-anémie s'accompagne toujours de dyspepsie. Hayem a même décrit une chlorose dyspeptique où le traitement ferrugineux, généralement mal supporté, doit céder le pas au traitement des troubles gastriques.

Il s'agit presque toujours dans ces cas d'une dyspepsie douloureuse, même à jeûn. L'appétit est très irrégulier, fantasque ; on connaît bien le goût des chlorotiques pour la salade et les épices, leur dégoût au contraire pour les mets moins relevés.

Le *traitement* de ces malades est extrêmement délicat. En raison de leur hyperesthésie gastrique, on est tenu de procéder avec beaucoup de prudence et de tâtonnements : très généralement, avant les repas, tout au moins, c'est Vals-Saint-Jean, en très faibles quantités, qu'on administrera, tandis qu'au contraire, deux ou trois heures après le repas, les phénomènes douloureux seront atténués par des doses plus élevées de Vals-Précieuse.

Dans les cas favorables, quand sous l'influence de ce traitement bien conduit, les troubles digestifs se sont amendés, et l'estomac est redevenu moins rebelle, la *Source Dominique*, ferro-arsenicale, pourra alors être concurremment employée et produire les effets si remarquables qu'on observe ordinairement chez les anémiques, auxquelles l'intégrité relative de leurs fonctions digestives en a permis l'usage.

IMP. JULES CÉAS ET FILS. — VALENCE ET PARIS

TABLE DES MATIÈRES